OBSERVATIONS

Sur la ligature des principales artères des extrémités, à la suite de leurs blessures, et dans les anévrismes, particulièrement dans celui de l'artère poplitée, dont deux ont été opérés suivant la méthode de Jean Hunter, *Chirurgien anglais;*

PAR LE CITOYEN DESCHAMPS,

Chirurgien-major de l'hôpital de la Charité de Paris :

Observations qu'il a insérées dans le journal du citoyen Fourcroy, *tome* III, *n°* III, *et tome* IV, *n°* XI.

Multo vitam cum sanguine fudit.
Virgilii Æneidos, lib. 2, vers. 532.

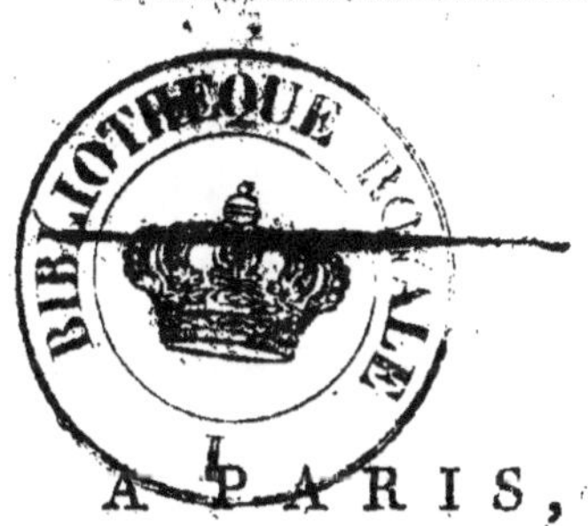

A PARIS,

Chez CHAUDÉ, Imprimeur, rue Pierre-Sarrazin, N°. 7.

1793.

AVANT-PROPOS.

Plusieurs élèves en Chirurgie, et particulièrement ceux de l'hôpital de la Charité de Paris, ayant desiré de voir réunis dans un même cahier les faits et observations qui ont eu lieu à l'hôpital de la Charité, sur les maladies des artères, je me suis décidé à les extraire du journal du citoyen *Fourcroy*, dans lequel je les avois insérées, et à les faire imprimer à part; et cela d'autant plus volontiers que la plupart de ces observations ont été accompagnées de circonstances particulières que l'on ne pouvoit prévoir, et qui ont exigé des moyens différens de ceux que l'on employe ordinairement.

NOTES.

Page 8.

(*a*) Il paroît que l'on est actuellement convaincu qu'un anévrisme cesse d'être vrai, dès qu'il a pris un certain degré de croissance; que les parois de l'artère amincies s'effacent, disparoissent, et que les bords de la rupture adhèrent fortement au tissu cellulaire, qui, comprimé, s'épaissit et constitue presque tout le sac anévrismatique.

Page 25.

(*b*) La sortie du sang après la constriction de l'artère au-dessus de son ouverture, donne lieu de douter si le sang sort de la partie de l'artère non suffisamment étranglée, ou de la partie de l'artère au-dessous de l'ouverture. L'artère liée premièrement au-dessous de cette ouverture ôte ce doute : c'est pourquoi je préfère commencer par la ligature inférieure. J'ai observé que pour peu que celle-ci soit serrée, elle suffisoit; la raison s'accorde avec l'expérience.

Page 30.

(*c*) Cet accident consécutif doit arriver et arrive en effet très-souvent. En vain dira-t-on que la sortie du sang est due à des artères collatérales, c'est presque toujours s'en imposer à soi-même ou vouloir en imposer aux autres. J'en réfère aux observateurs attentifs, et sur-tout aux observateurs éclairés.

OBSERVATIONS

SUR LES PLAIES

DES ARTÈRES.

DANS la blessure des principales artères qui se distribuent aux extrémités, l'art ne présentoit aux anciens d'autres ressources que l'amputation du membre (1). La Chirurgie moderne, plus instruite et plus confiante dans les ressources de la nature, n'a point désespéré de la conservation de la partie blessée, et le succès quelquefois a couronné ses tentatives.

On a cru que la compression sur une artère avoit cet avantage sur la ligature, que par le premier moyen, le calibre de l'artère étoit conservé, et que le cours du sang n'étoit point interrompu dans l'artère blessée, dont les bords ou les lèvres de la plaie se réunissoient ou plutôt s'unissoient médiatement l'un à l'autre. Mais l'expérience a prouvé que toute compression stable et permanente sur une artère, l'obliteroit dans le lieu de la pression, et jusques à l'endroit où elle reçoit quelques petites artères

(1) Les Fabrice, Paré, Paul d'Egine et autres, et même Galien, connoissoient la ressource de lier les artères, même *à leur origine;* mais ils ne donnent aucun précepte particulier sur la ligature des principales artères blessées, dont ils ne fournissent aucune observation.

de communication (1) : cet avantage est donc imaginaire. Mais les inconvéniens qui résultent de cette compression sont réels ; ou celle-ci sera insuffisante, ou il ne sera pas possible d'en garantir entièrement les parties environnantes, et la moindre suffit pour s'opposer au cours du sang dans les petites artères collatérales qui doivent le porter dans l'artère au-dessous du lieu comprimé. C'est à cette parfaite liberté dans le cours des liqueurs, qu'est dû le succès que l'on peut se promettre de l'opération.

Les premiers exemples qui nous aient été donnés de la ligature de ces principales artères, nous ont été fournis par Marc-Aurèle Severin (2) et par Saviard (3). On voit, par l'observation du premier, combien l'on redoutoit de mettre l'artère à découvert et d'en faire la ligature, puisque la proposition en fut universellement rejetée : ce ne fut qu'après plusieurs hémorragies que l'épuisement du malade détermina enfin à prendre ce parti. On ne peut douter que la compression, sur-tout après l'ouverture de la tumeur, n'ait été méthodique (4). La précaution de faire la compression

---

(1) Des observations faites par M. Petit ont prouvé que cet effet de la compression n'étoit pas constant ; mais le contraire a été généralement observé par les meilleurs observateurs, et particulièrement par Valsalva, Molinelli, Morgagni, etc. ; l'observation de M. Petit ne peut donc être regardée que comme une exception à la règle générale.

(2) *De medicina efficaci, liber* 3.

(3) Obs. 63.

(4) On sait que la compression sur le tube artériel est d'autant plus sûre qu'elle est immédiate.

à l'aine pour se rendre maître du sang pendant l'opération, et celle de séparer la veine de l'artère pour la lier, ne laissent aucun doute sur les connoissances anatomiques qui dirigoient les Chirurgiens chargés du malade.

L'observation de Saviard nous présente la ligature de l'artère fémorale blessée comme la seule ressource à tenter, malgré la perte de sang qu'il redoutoit pendant l'opération; la crainte de ne pas reconnoître l'ouverture de l'artère, et celle de ne pouvoir s'opposer au sphacèle qui pouvoit survenir après la ligature, toutes ces considérations n'arrêtèrent point, et l'opération eut le plus grand succès.

Si l'on s'en rapporte à Heister (1), une blessure de l'artère fémorale a été guérie par la compression.

Depuis Saviard, la première cure d'une blessure de l'artère fémorale en France est due à M. Sabatier. Cet habile Chirurgien employa la compression : plusieurs hémorragies se succédèrent; il se rendit enfin maître du sang, et le malade a guéri.

On lit dans le journal de Médecine, novembre 1775, qu'une blessure d'artère fémorale a été guérie par une compression stable sur le trajet de l'artère, au moyen du tourniquet de Morel; ce qui n'empêcha pas, ajoute-t-on, la libre circulation du sang dans la partie au-dessous de la compression.

M. Dessault, alors substitut du Chirurgien

(1) *Inst. Chir. pars* II, *sect.* I, *caput* 13, *et programma de arteriæ cruralis vulnere periculosissimo feliciter sanato*, 1771, *in quo ligaturam indicat*. Idem, Ephém. des curieux de la nature, vol. 7, obs. 32.

en chef de l'hôpital de la Charité, fit publiquement, dans cet hôpital, la ligature de l'artère fémorale à la suite d'une blessure, et l'opération eut le succès (1) que l'on devoit attendre de cet habile Chirurgien.

Si à la cure opérée par M. Sabatier, par la compression, et à celle qu'a obtenu, par le même moyen, M. Jussy, Chirurgien à Besançon, on oppose la multiplicité des cas où la compression sur des artères principales, et même sur celles d'un ordre inférieur, n'a eu aucun succès, il sera difficile de ne pas convenir que la ligature est préférable.

Dans les anévrismes vrais (*a*) et dans les anévrismes faux, quand, dans ceux-ci, il s'est écoulé quelque temps entre la blessure de l'artère et l'opération, la gêne que le sang éprouve dans l'artère blessée le fait refluer en plus grande quantité dans les petites artères collatérales; celles-ci acquièrent un diamètre plus grand, et sont déja disposées à porter le sang dans l'artère au-dessous de la blessure, lorsqu'on se détermine à l'opération : mais dans l'opération qui suit de près la lésion d'une artère, les petites collatérales ne présentent pas le même avantage; c'est donc plus que jamais le cas d'éviter toute compression sur elles, et celui sur-tout de permettre la plus grande liberté dans le cours des liqueurs.

---

(1) Quoique le malade soit mort le quinzième jour, l'opération n'a pas moins réussi, l'artère étoit oblitérée et le malade eut conservé sa cuisse.

PREMIERE OBSERVATION.

Blessure de l'artère brachiale.

Le 11 avril 1791, le nommé René Piénoir, âgé de 25 ans, domestique attaché au service de M. Baujon, rue du Mont-Parnasse, fut menacé d'un coup de couteau dirigé vers la poitrine : Piénoir leva le bras pour parer le coup ; l'instrument blessa le bras à sa partie moyenne antérieure et supérieure, vers le bord externe du biceps. Par cette situation du bras, le coup porté de haut en bas se trouva dirigé dans le bras de bas en haut. Le blessé fit quelques pas ; mais affoibli par la perte d'une grande quantité de sang, il tomba sans connoissance. Un élève peu instruit ne connut point le danger de cette blessure ; il saigna le malade une fois, et mit sur la partie blessée des compresses trempées dans une liqueur spiritueuse. Le bras se tuméfia médiocrement, et les choses restèrent dans cet état pendant huit jours.

Le huitième jour, une légère toux détermina une forte hémorragie ; un autre chirurgien, appellé vers les quatre heures du matin, connut l'importance de la blessure, et me fit inviter à voir le malade. Le sang alors étoit arrêté.

A huit heures du matin, je m'y transportai avec M. Boyer, Chirurgien gagnant maîtrise de l'hôpital de la Charité. Je trouvai le bras énormement tuméfié depuis l'aisselle jusqu'au plis du bras ; celui-ci et l'avant-bras étoient échimosés jusqu'au poignet. Nous reconnûmes aisément les symptômes d'un anévrisme faux à la suite de la blessure de l'artère brachiale

Nous convînmes de nous trouver chez le malade le même jour, onze heures du matin, pour procéder à l'opération, qui étoit urgente.

A cette heure, toutes les choses disposées, le malade et les élèves situés, j'introduisis une sonde dans le trajet de la plaie; mais sa direction de bas en haut vers l'axillaire, nous donna lieu de craindre que la lésion de l'artère ne fût très-haute, et que peut-être nous nous trouverions dans la nécessité indispensable de procéder sur le champ à l'amputation dans l'article. L'importance du cas me détermina à demander un consultant. A cinq heures du soir, nous nous trouvâmes chez le malade avec M. Sabatier, et je procédai à l'opération de la manière suivante.

Je fis une incision de cinq pouces environ sur le trajet de l'artère, depuis le tendon du pectoral jusques vers le tiers inférieur du bras; je pénétrai dans le foyer anévrismal, et le nétoyai de tous les caillots qu'il contenoit; l'intérieur lavé et essuyé avec une éponge fine, on suspendit la pression faite sur l'axillaire, au-dessus de la clavicule. Nous sentîmes alors bien distinctement les battemens de l'artère, mais il n'en sortit pas une goutte de sang : nous passâmes plus d'un quart-d'heure à examiner la partie, et à nous assurer de l'état des choses; et pendant tout ce temps, il ne sortit rien de l'artère. Un de nous présuma que la principale artère n'étoit point blessée, parce qu'il n'étoit pas probable qu'une artère aussi forte ne fournît point de sang. Les autres persistèrent dans l'opinion que l'artère brachiale étoit ouverte, nulle autre, dans cet endroit, ne pouvant fournir une aussi grande quantité de sang que le malade en avoit perdu. Dans cette incertitude, nous résolûmes d'employer dans l'intérieur de la plaie une compression sur le trajet de l'artère, et préalablement de placer une ligature d'attente; mais la difficulté étoit de connoître le lieu de la blessure. J'agrandis la plaie faite par le couteau, et portai le doigt vers la partie supérieure de la brachiale; je pris le parti de choisir ce lieu pour celui de la ligature, que je fis cinq à six lignes au-dessus de l'endroit ou répondoit l'extrémité de mon doigt. Pour faire cette ligature, je me servis d'une aiguille imitant celle de Goulard (1), pour la ligature des artères intercostales, mais dont la courbure étoit adaptée au lieu où j'opérois. L'aiguille passée sous l'artère et le paquet de nerfs, j'introduisis un fil ciré en trois brins dans l'ouverture pratiquée à sa pointe, et je le passai en retirant l'aiguille. Tout le trajet de l'artère dans la plaie fut garni d'agaric, et la cavité de charpie; le tout contenu par un bandage à dix-huit chefs solidement serré, mais pas assez pour effacer le pouls qui se faisoit sentir aisément. Les boissons furent appropriées à l'état du malade, et un élève instruit fut placé près de lui pour ne le point quitter.

La nuit suivante fut assez tranquille; mais vers les quatre heures du matin, le sang parut en petite quantité, et s'arrêta de lui-même; ce qui se renouvella deux fois dans la journée, ainsi que le lendemain mercredi. La perte de

---

(1) Mémoires de l'Académie des sciences, année 1740: Garengeot, tom. 2, page 431, deuxième édition.
Gravée dans Dionis par M. Lafaye, tom. 2, planche première des remarques P C.

sang cependant ne paroissoit pas considérable ; mais le jeudi matin elle fut effrayante. Le lit étoit entièrement traversé par un sang noir et d'une odeur putride que lui communiquoit l'appareil, qui exhaloit une odeur insupportable. A dix heures du matin, je me trouvai chez le malade avec M. Boyer : nous levâmes l'appareil, et laissâmes dans la plaie la charpie et l'agaric qui y adhéroient ; une partie de la charpie, introduite dans la plaie faite par le couteau, fut ôtée ; il n'y eut aucune apparence d'hémorragie ; le malade fut pansé comme le jour de l'opération. Il y avoit moins de gonflement au bras, mais la chaleur étoit diminuée, et le pouls paroissoit moins sensible. A midi, le sang partit avec impétuosité, et fut arrêté sur le champ par l'élève. Je me transportai aussitôt chez le malade ; je levai entièrement l'appareil ; je nétoyai l'intérieur de la plaie dans l'espérance de trouver l'ouverture de l'artère, ou au moins le lieu à-peu-près de la sortie du sang. Mon espérance fut trompée ; il n'en sortit pas une goutte. Le malade étoit épuisé, et je ne pouvois plus compter sur la compression : je pris le parti de me servir de la ligature d'attente, dans l'espérance qu'elle seroit peut-être placée avantageusement ; mais à peine l'artère fut-elle serrée que le sang sortit avec impétuosité. Il me fut facile de sentir que la ligature étoit placée au-dessous de la blessure de l'artère, que je ne pus distinguer, mais j'en tirai cet avantage, tardif à la vérité, que je connus précisément le lieu d'où sortoit le sang. Celui-ci arrêté par la compression sur l'axillaire, je portai une ligature au-dessus, et le cours du sang fut suspendu entièrement. Le malade à l'instant perdit toute espèce de sentiment et de chaleur à la partie. La quantité de sang écoulé pendant cette opération pouvoit être évaluée à deux ou trois cuillerées, mais il étoit d'ailleurs épuisé. Une demi-heure après, il eut une foiblesse. Quelques minutes après il reprit sa connoissance, mais un orage, accompagné de plusieurs coups de tonnerre, joint à l'état critique où il étoit, lui fit une telle impression, qu'il expira trois heures après l'opération.

A l'ouverture du cadavre, nous reconnûmes, MM. Sabatier, Boyer et moi, que l'artère brachiale avoit été ouverte à sa partie postérieure externe, dans une étendue de deux lignes, suivant sa longueur, vis-à-vis le bord inférieur du tendon du grand pectoral, au-dessus de la naissance des artères profondes supérieures du bras ; que la ligature d'attente étoit placée à quatre lignes environ au-dessous de l'ouverture, et que la supérieure l'étoit à cinq lignes à-peu-près au-dessus.

Deuxieme Observation.

Blessure de l'artère fémorale.

Le mois suivant, 9 mai 1791, le nommé Etienne Escure, menuisier, âgé de 21 ans, se blessa au tiers inférieur antérieur de la cuisse droite, avec un ciseau dit bédane, dont le tranchant étoit de dix lignes. Cet instrument pénétra de devant en arrière et de dehors en dedans, et ouvrit l'artère fémorale. Le sang sortit avec rapidité et en grande quantité. Le malade fut transporté le même jour à l'hôpital de la Charité.

Le lendemain, sept heures du matin, j'examinai la blessure ; la cuisse étoit légèrement tuméfiée. Je levai un peu de charpie placée sur la plaie ; le sang sortit aussi-tôt en arcade. La situation de la plaie ne laissa aucun doute sur la lésion de l'artère fémorale, aucune autre dans cet endroit ne pouvoit fournir la quantité de sang que le malade avoit perdu. L'opération étoit indispensable ; elle fut remise à onze heures du matin le même jour.

En présence de MM. Chopart, Boyer et autres, je procédai à l'opération de la manière suivante. J'introduisis une sonde dans la plaie ; sa direction, que j'eûs de la peine à suivre, la conduisit vers l'artère fémorale, à-peu-près à l'endroit où elle passe à travers le tendon du grand adducteur. Sans avoir égard à cette plaie, je fis une incision de la longueur de six à sept travers de doigt sur le trajet de la fémorale, de manière que le lieu où la blessure de l'artère pouvoit être supposée, se trouva dans le milieu de l'incision ; les tégumens ouverts, je pénétrai à travers le muscle qui couvre l'artère avec toutes les précautions nécessaires jusqu'à ce que son battement me fût sensible.

Comme il n'y avoit aucun épanchement sanguin, et par conséquent aucune cavité, il me fut impossible de mettre l'artère parfaitement à découvert. J'en approchai le plus près possible et autant que la prudence put me le permettre. Celle-ci, blessée à sa partie postérieure, ne me présentoit aucune ouverture. La compression faite sur l'artère crurale, au pli de l'aine, suspendue, le sang ne parut ni par l'incision ni par la plaie faite par l'instrument blessant. J'introduisis de nouveau la sonde par cette plaie ; j'en sentis distinctement l'extrémité, mais non à nu : en portant l'ongle du doigt index sur les parties latérales de l'artère ; je pénétrai dans un très-petit foyer, qui contenoit un caillot de la grosseur à-peu-près d'une aveline. Tout l'intérieur de la plaie nétoyée, lavée et essuyée avec une éponge, je fis suspendre la compression, le sang ne parut point. Quelques-uns des assistans doutèrent de la lésion de l'artère ; mais la direction de l'instrument, et la quantité de sang sorti par la plaie, ne me laissèrent aucun doute sur la blessure de l'artère fémorale. La ligature étoit indiquée, mais la difficulté étoit de les placer l'une au-dessus et l'autre au-dessous de la lésion de l'artère, dont le lieu précis étoit inconnu : je me rappelai que chez le malade qui a fait le sujet de l'observation précédente, la constriction de l'artère au-dessous de la blessure avoit déterminé la sortie du sang. Je crus en conséquence devoir commencer par la ligature inférieure. L'extrémité de la sonde rejoignant l'artère près de son passage à travers le tendon du grand adducteur, j'incisai plus profondément à cette partie où, passé le tendon, l'artère est plus enfoncée ; et quand j'en eus approché avec toute la prudence qu'exigeoit cette opération, je projetai de placer la ligature quatre à six lignes au-dessous de l'endroit où aboutissoit l'extrémité de la sonde.

Le doigt indicateur de la main gauche, placé en cet endroit transversalement sur l'artère, me donna le double avantage de m'assurer, par le battement de l'artère, de sa position exacte, et celui de diriger la pointe-mousse de l'aiguille, qui fut la même que celle dont je me suis servi pour la ligature de l'artère brachiale. Mon doigt un peu plus avancé sur l'artère, et l'ongle par conséquent un peu plus éloigné, je dirigeai sur lui l'extrémité mousse de l'aiguille à manche, présentée suivant la longueur du membre. Je le portai perpendiculairement, et assez profondément pour être sûr d'avoir dépassé l'artère ; ensuite, je lui fis faire un demi-tour, rappelant à moi le manche de l'instrument pour le placer transversalement à l'artère, sous laquelle je la passai en y comprenant une portion des muscles environnans. La pointe-mousse de l'aiguille parvenue au côté opposé à son entrée, et sortie assez au-dehors pour en voir facilement la petite ouverture pratiquée près sa pointe, j'y passai un fil ciré en quatre brins, que je conduisis sous l'artère en retirant l'aiguille (1) ; ensuite, prenant les deux extrémités du fil de la main droite, je passai entr'eux le doigt indicateur de la main gauche, et j'appuyai fortement sur l'artère, tandis que je tirai à moi les deux fils. Le sang par ce moyen arrêté dans le tube artériel, au-dessous de sa blessure, sortit avec une impétuosité telle qu'un des assistans prononça légèrement que j'avois traversé l'artère avec l'aiguille. Le sang fut arrêté sur le champ par la compression à l'aine. Le lieu d'où sortoit le sang parfaitement connu, il me fut facile de

(1) L'aiguille de Goulard a une rainure sur sa partie convexe pour loger le fil dont elle est armée avant de traverser les parties, ce qui rend la marche de cette aiguille plus difficile : à cette difficulté est jointe celle de dégager ce fil lorsque la pointe de l'aiguille est parvenue au côté opposé. Celle dont je me sers est plate, sans rainure, sa largeur est d'une ligne et demie, mousse à sa pointe, à une ligne et demie de laquelle est pratiquée une ouverture dans laquelle je ne passe le fil que lorsque l'aiguille a traversé toutes les parties. Ce procédé me paroît préférable à l'autre.

faire

faire la ligature supérieure. Le procédé fut le même ; et la même pression sur l'artère avec mon doigt entre les deux fils tirés à moi, en arrêtant entièrement le sang, m'assura que l'artère étoit bien comprise, et que je pouvois la lier. En retirant l'aiguille, au lieu de conduire le fil double, je le tirai simple. Je proposai d'en conduire un autre pour une ligature d'attente, mais la longueur de l'opération fit rejeter ma proposition, et j'eus lieu de m'en repentir. De petites compresses furent placées sur l'artère, qui fut liée haut et bas par un double nœud. Les fils appartenans à chaque ligature furent placés séparément, enveloppés de petites compresses. La plaie fut mollement remplie de charpie, et l'appareil fut contenu par un bandage nullement serré, et tel qu'il ne pouvoit s'opposer à la libre circulation du sang dans les artères collatérales. Le soir, le malade étoit dans un état satisfaisant; la douleur étoit médiocre, et la jambe avoit conservé sa chaleur naturelle. La nuit fut agitée ; il y eut quelques instans de délire. Le lendemain, à ma visite du matin, je trouvai le malade assez bien ; il y avoit de l'élévation dans le pouls, sans fièvre marquée. On observoit moins de chaleur au pied, mais celle de la jambe étoit dans son état naturel, et point de gonflement dans la partie. Le surlendemain, troisième jour de l'opération, la fièvre étoit plus forte, mais modérée, la douleur étoit réduite à peu de chose; la chaleur étoit rétablie dans toute l'étendue de la partie. Le quatrième jour, l'appareil parut un peu humecté d'une liqueur séreuse sanguinolente. Cet état resta le même jusqu'au septième jour de l'opération, qu'il y eut le soir une hémorragie considérable : je levai l'appareil ; à l'examen, je trouvai la ligature relâchée, et telle qu'elle n'avoit plus aucune action sur l'artère, les parties musculaires, comprises dans la ligature, étant en partie coupées. L'impossibilité de dénouer les fils et de resserrer la ligature, (inconvénient attaché à ce moyen d'arrêter le sang) me mit, par l'omission d'une ligature d'attente, dans la nécessité d'en pratiquer une nouvelle au-dessus de l'ancienne ; ce ne fut qu'en la serrant très-fortement que je pus intercepter le cours du sang dans le canal artériel : j'en vins enfin à bout, mais le lendemain au soir le sang reparut en assez grande quantité. L'appareil fut levé et la ligature fut encore trouvée relâchée. Nous prîmes le parti d'agrandir la plaie supérieurement, et de prendre l'artère dans la partie où elle est placée moins profondément. J'y fis une ligature, mais ce fut encore avec une plus grande difficulté que je parvins à arrêter le sang. Cette ligature fut serrée aussi solidement que les précédentes ; mais dans la nuit, le sang reparut et continua de couler à différentes reprises le jour suivant, ainsi que mercredi 18 juin, dixième jour de la première opération. Toutes ces pertes de sang, coup sur coup, avoient extrêmement affoibli le malade ; son visage étoit décoloré, et son pouls d'une foiblesse extrême. Tant de ligatures sans succès me firent regarder une nouvelle tentative comme inutile. Il falloit un moyen d'étrangler promptement l'artère, et de la maintenir constamment étranglée par la facilité que l'on auroit de la serrer à volonté, à mesure que les parties comprises dans l'anse de la ligature céderoient à la pression du fil. Le gonflement de la partie avoit rendu la situation de l'artère plus profonde ; il falloit, par conséquent, que ce moyen présentât cet avantage, que la puissance qui agiroit pour serrer le fil, pût avoir un effet sûr, quoiqu'éloignée du tube artériel. J'imaginai un instrument propre à remplir ces intentions. Je passai une partie de l'après-midi chez un orfèvre pour le faire exécuter devant moi. A peine étoit-il achevé, que l'on vint m'avertir que le malade perdoit du sang, en petite quantité, à la vérité; un élève, qui ne quittoit point le malade, s'en étoit rendu maître, au moyen du tourniquet de M. Petit, placé par précaution. Je me transportai aussi-tôt à l'hôpital, où s'étoit rendu M. Boyer (1); nous examinâmes l'instrument, et nous nous assurâmes *à priori* de l'effet qu'il devoit produire sur l'artère. L'appareil fut levé en entier ; je trouvai la ligature relâchée; elle fut coupée, et le fil d'attente, que j'avois eu soin de mettre à chaque ligature, me servit à conduire sous l'artère un cordonnet plat d'une ligne et demie de largeur, appelé dans le commerce *coulisse* ou lacet blanc ; il me parut préférable au fil ciré en quatre brins, en ce qu'il étoit moins coupant ; que nécessairement il devoit comprimer par sa partie plate, et que les parties qui le composent ne sont point divisibles. Ce cordonnet passé, j'en introduisis les extrémités dans les ouvertures pratiquées à la plaque, et à celle de la tige de la

(1) L'hôpital de la Charité étoit de tous les hôpitaux de Paris, le seul où il n'y avoit de logés ni Chirurgien-major, ni Aide-major, ni Elèves : un pareil abus n'a pu échapper à l'attention du conseil général de la commune, qui, par son premier arrêté du 12 août dernier, a ordonné que lesdits Chirurgiens seroient sur le champ installés audit hôpital à l'instar de l'hôtel-Dieu de Paris. Les malades n'ont pas tardé à ressentir les effets salutaires de la sage prévoyance et de la sollicitude paternelle des magistrats du peuple.

machine, comme il est marqué dans la figure ci-jointe. Alors, tirant les deux extrémités du ruban d'une main, je conduisis la plaque sur l'artère. Bien assuré de sa position, je pris de chaque main une extrémité du ruban, et le tirant en sens contraire, sur le bord arrondi et poli de l'ouverture pratiquée à la tige, comme sur une poulie, je comprimai l'artère qui, au premier effort, fut aussi-tôt étranglée, et avec la plus grande facilité; le sang fut arrêté sur le champ, ce que nous avions eu la plus grande peine à obtenir par la ligature ordinaire, comme je l'ai observé : je passai alternativement les extrémités du ruban dans l'échancrure pratiquée à l'extrémité de la tige, et les fixai autour par un nœud coulant. Dès ce moment le sang a été arrêté, et il n'en a pas paru une goutte depuis. L'appareil fut placé mollement; la machine, ou serre-artère, fut entourée de charpie mollette; les compresses furent mises de manière que sa partie excédant les bords de la plaie fût libre au-dehors, et je pris toutes les précautions nécessaires pour qu'elle ne fût point exposée aux agens extérieurs. A cette époque, le pied me parut un peu plus froid que la jambe. Le malade, comme je l'ai dit, étoit d'une foiblesse extrême : les toniques, les légers cordiaux et les alimens farineux furent mis en usage, ceux-ci avec la plus grande prudence. Le lendemain de cette dernière ligature, je trouvai les linges baignés d'une matière putride, ce qui m'obligea de lever l'appareil, qui fut suivi de la charpie, qui se détacha d'elle-même; le pied me parut avoir plus de chaleur que la veille, et les jours suivans elle fut entièrement rétablie. Cette matière putride fit bientôt place à une suppuration d'une bonne qualité.

La plaie alors étoit d'une grandeur énorme; de la longueur de sept à huit pouces, et d'une profondeur considérable près le jarret, ou, comme je l'ai dit, la ligature inférieure avoit été placée au-dessous du passage de l'artère, à travers le tendon du grand adducteur.

Le lundi 25 mai, cinquième jour du placement de la dernière ligature, je m'apperçus qu'elle étoit un peu lâchée; je déliai les rubans et la serrai un peu, ce que j'exécutai avec la plus grande facilité; j'eus encore occasion de la resserrer un peu le douzième jour. Alors la ligature inférieure, qui n'avoit pas chancelé, s'étant trouvé lâchée, elle me parut inutile, et même nuisible, comme corps étranger; et d'autant plus qu'elle contenoit dans son anse une compresse imbibée de matière putride, je passai une sonde cannelée sous le fil, et le coupai.

Le mardi premier juin, une escharre gangreneuse s'annonça à l'angle inférieur de la plaie, dans le lieu qu'occupoit la ligature. Le malade éprouvoit à cette partie des douleurs vives et continues : d'ailleurs le reste de la plaie étoit dans un état satisfaisant. La suppuration étoit d'une bonne qualité, et dans une telle abondance, qu'elle m'obligeoit, depuis quelques jours, à panser le malade deux et quelquefois même trois fois dans les vingt-quatre heures.

L'escharre fit quelques progrès; les bords de la plaie, dans cet endroit, étoient enflammés et extrêmement douloureux. Le fond de la plaie, qui, dans ce lieu, étoit de la profondeur de plus de deux pouces, paroissoit affecté de gangrène; mais elle ne me parut que locale; les parties voisines n'en étoient point menacées.

Le 3 juin, le malade commit une imprudence dans le régime; il eut une mauvaise nuit; il éprouva des coliques violentes, qui furent suivies d'une évacuation abondante par les selles. Cet accident le jetta dans l'affaissement ; la quantité de pus diminua sensiblement, mais le surlendemain elle se rétablit.

Le 5 juin, dix-huitième jour du placement de la dernière ligature, au pansement du matin, le fil d'attente suivit l'appareil ; ce qui me convainquit que toutes les parties comprises dans l'anse de la ligature étoient coupées, et que le serre-artère étoit inutile ; mais la plaque étoit perdue, et enclavée dans les chairs qui la recouvroient ; je crus prudent de ne la point tirer ce jour-là, crainte de froisser les parties nouvellement coupées ; quelques jours après je l'ébranlai avec précaution et j'en débarrassai la plaie.

L'escharre gangréneuse, ainsi que la douleur, persistèrent jusqu'au 12 juin que l'inflammation se calma ; quelques petites portions d'escharres se séparèrent. L'ulcère paroissoit parfaitement détergé le dix-huit, mais la douleur n'étoit pas encore dissipée ; la quantité de pus diminua par degré, ainsi que l'étendue de la plaie, dont la partie supérieure se cicatrisoit, tandis que la partie inférieure restoit dans le même état. Je rapprochai le milieu des lèvres de la plaie avec un emplâtre aglutinatif, qui eut tout le succès que je pouvois en attendre ; mais ce moyen ne pouvoit être employé à la partie inférieure : une compression sur le jarret n'eut aucun succès ; j'en référai au temps, et par des degrés bien lents à la vérité, la cavité a diminué, et enfin le malade a été parfaitement guéri le 16 août suivant, trois mois et sept jours après sa blessure. Il est sorti de l'hôpital le vingt-neuf du même mois. A cette époque le malade avoit le mouvement du genou plus libre, et il commençoit à alonger sa jambe.

Je ne parlerai d'un ulcère gangreneux, qu'une situation constante sur la face externe de la jambe avoit déterminé à la malléole externe, que comme d'une cause de plus de douleur, qui a tourmenté le malade pendant presque tout le cours de sa maladie.

TROISIÈME OBSERVATION.

Blessure de l'artère poplitée.

Le même jour que le malade qui fait le sujet de l'observation précédente fut conduit à l'hôpital de la Charité, on y reçut le nommé Etienne Repassos, domestique, âgé de 41 ans, blessé au jarret droit par la pointe d'un sabre.

La plaie étoit située à la partie postérieure inférieure un peu externe de la cuisse, avec lésion de l'artère poplitée; j'observai une tumeur anévrismale circonscrite, du volume d'un gros œuf de dinde, avec une pulsation très-forte, et même sensible à la vue. La jambe étoit considérablement tuméfiée, principalement au mollet. L'état du malade étoit d'ailleurs alarmant, par une affection catharreuse à la poitrine, survenue rapidement le lendemain de la blessure : cet état étoit accompagné de fièvre, d'étouffemens et d'insomnie; les crachats étoient abondans et suspects. Cette situation ne permit pas de tenter l'opération; on se contenta d'un bandage méthodique sur le pied et sur la jambe, et d'une compression graduée sur le trajet de l'artère fémorale. Les douleurs à la partie blessée furent supportables pendant quelque temps; mais, du quatorze au vingt, elles augmentèrent, ainsi que la tuméfaction de la jambe : la tumeur anévrismale ne parut éprouver aucun changement. Le vingt juin, la situation du malade, quant à la poitrine, paroissant améliorée; la fièvre diminuée, ainsi que la quantité des crachats, mais l'état douloureux de la partie blessée augmentant, je me déterminai à l'opération, qui fut faite le lundi 20 juin, en présence et de l'avis de MM. Choppart, Pelletan, Boyer et plusieurs autres. Le malade placé sur le ventre, j'incisai sur la tumeur, suivant la direction de l'artère, premièrement la peau, ensuite le tissu cellulaire, avec toutes les précautions nécessaires pour ne point intéresser le nerf que je cherchois (1). La peau et le tissu cellulaire incisés de la longueur de six travers de doigt, je reconnus le nerf au côté duquel, vers la partie interne du jarret, j'incisai toujours à profondeur, jusqu'à ce que j'eusse pénétré dans le sac anévrismal. Alors en écartant le nerf avec les doigts de la main gauche, j'agrandis l'ouverture du sac haut et bas. Ceci fait, j'ôtai tous les caillots; je lavai et épongeai exactement tout l'intérieur du foyer : celui-ci parfaitement à sec, j'observai son étendue et le lieu de la blessure de l'artère : elle se présentoit à la vue d'une manière bien sensible; elle étoit entièrement coupée; le désordre, dans cette partie, étoit tel, que l'on pouvoit facilement introduire le bout du doigt dans le lieu où l'artère avoit été coupée. Je fis lâcher le tourniquet, et la prompte sortie du sang me confirma le lieu de la blessure de l'artère : celle-ci n'étoit pas située dans la partie la plus profonde du foyer, comme cela arrive or-

---

(1) Il n'est point indifférent de comprendre le nerf dans la ligature, quand il est le seul qui porte le sentiment aux parties. On peut impunément, comme l'ont observé Valsalva, Molinelli, etc., lier le nerf médian; mais il n'en seroit pas ainsi du nerf ou paquet de nerf brachial et du nerf dont il est question ici.

dinairement ; nous observâmes qu'elle étoit placée un peu plus en dehors, sur le côté interne du foyer, ce qui en rendit la ligature plus facile. Je me servis de la même aiguille, et du même procédé, et avec la même facilité. Je conduisis le fil ciré sous l'artère inférieure, à quatre lignes à peu-près de sa division; je serrai le fil par un double nœud simple.

Je procédai ensuite à la ligature supérieure (*b*), que je fis à égale distance à peu-près de la blessure de l'artère, y conduisant en même-temps un fil d'attente. Je saisis, comme dans l'observation précédente, les deux extrémités du fil avec la main droite, que je tirai à moi, tandis que le doigt indicateur de la main gauche, appuyé sur l'artère, entre les deux fils, arrêtant le sang, m'assura que l'artère étoit bien comprise dans l'anse du fil; je fis alors un nœud simple sur l'artère, sans me servir de petite compresse. Je le serrai fortement; je fis lâcher le tourniquet, le sang parut en petite quantité; je serrai de nouveau, mes doigts étant introduits dans le fond de la plaie. Un des assistans posa le doigt sur le nœud du fil, pour le contenir tandis que je faisois le second, que je serrai sur le premier avec toute la fermeté que mes doigts, agissant près le tube artériel, purent me procurer. Nous restâmes un instant à examiner les choses : le tourniquet étoit lâché, le sang parut; les deux nœuds étoient faits, il n'étoit plus possible de resserrer la ligature. Quelques-uns des consultans furent d'avis de se servir de la ligature d'attente, et de la serrer; d'autres proposèrent la machine ou serre-artère qui m'avoit réussi dans l'opération précédente; je me rendis à ce dernier avis. Je me servis de la ligature d'attente pour passer le cordonnet plat, sans toutefois supprimer le fil d'attente. Je coupai la ligature faite, passai le cordonnet dans le serre-artère, et au premier effort le sang fut arrêté et ne reparut plus. Je serrai le fil sur le serre-artère ; je garnis cet instrument comme dans l'observation précédente. La plaie fut remplie de charpie, et tout l'appareil fut contenu par un bandage médiocrement serré. Le même jour à midi, la jambe avoit à peu-près sa chaleur naturelle ; mais le pied étoit froid et insensible : les fomentations spiritueuses chaudes furent employées sans interruption. Le soir le pied me parut moins froid ; ce que j'aurois pu attribuer aux linges chauds qui l'enveloppoient continuellement, si le sentiment n'étoit un peu revenu dans la partie : ce sentiment parut plus marqué, le lendemain et le jour suivant; mais les deux premiers jours le pied se refroidissoit quelques instans après que les linges chauds étoient ôtés ; ce ne fut que le cinquième jour que les doigts du pied reprirent un peu de chaleur ; les jours suivans elle étoit dans son état naturel.

Le 23 juin, troisième jour de l'opération, j'ôtai les compresses et ne laissai que la charpie, qui, humectée par une suppuration abondante et fétide, se détacha d'elle même le surlendemain.

Le lundi vingt-septième jour la ligature me parut moins serrée, je la resserrai un peu. Les pansemens consistoient, comme dans l'observation précédente, en charpie molette dans l'intérieur de la plaie, et en plumaceaux couverts d'un mêlange de baume d'arcœus et de cérat. La suppuration étoit abondante et d'une bonne qualité ; mais malgré tous les moyens indiqués, pris intérieurement, la fièvre n'avoit point discontinué ; la poitrine étoit toujours un peu affectée.

Le samedi 2 juillet, douzième jour de l'opération, je remarquai que toutes les parties comprises dans l'anse de la ligature supérieure étoient coupées ; je retirai facilement, avec précaution, le serre-artère, ainsi que le ruban qui y étoit attaché. Deux jours après, la ligature inférieure me permit de passer une sonde cannelée dans son anse, et je la coupai. Le sentiment et la chaleur, dans toute la partie, étoient dans l'etat naturel ; mais l'engorgement de la jambe n'avoit point diminué. Une tumeur profonde et douloureuse sous les muscles jumeaux et solaire se termina par un abscès, dont le pus se dégorgeoit dans la plaie ; j'en incisai l'angle inférieur, assez pour établir une communication plus facile.

Vers le 20 juillet, un mois après l'opération, le malade fut attaqué d'une diarrhée opiniâtre ; il éprouva des frissons irréguliers, des vomissemens, des foiblesses : le pus devint séreux et fétide, et le malade succomba le 28 juillet, trente-huitième jour de l'opération.

J'ai cru devoir entrer dans quelques détails sur le manuel de ces différentes opérations, et sur leurs suites ; détails trop négligés par le petit nombre de ceux qui ont parlé de l'anévrisme et des blessures d'artère.

Les deux premières observations prouvent qu'il est des cas où l'artère blessée à sa partie postérieure, ne permet aucune effusion de sang lors de l'opération, et qu'on ne doit point en conclure que l'artère n'est pas blessée, quand la situation et la direction de la blessure ne peuvent faire soupçonner la lésion d'aucune autre capable de fournir une certaine quantité de sang ; que le lieu précis de la blessure de l'artère étant inconnu, il est impossible de placer sûrement la ligature. Le hasard m'ayant procuré le moyen de m'en assurer dans la première opération, il pourra en pareilles circonstances être employé avec le même succès que je l'ai fait dans la seconde.

Lorsqu'après la blessure d'une artère, le sang a eu une issue libre par la plaie, et qu'il ne s'est point accumulé dans le lieu de la blessure, comme dans la seconde observation, l'artère ne cesse point d'être environnée du tissu cellulaire, et il n'est pas possible, sans imprudence, de la mettre parfaitement à découvert, il suffit d'en approcher le plus près possible.

Il pourroit arriver que, malgré toute l'attention que l'on mettroit à comprendre l'artère dans la ligature, elle échappât ; la précaution de tirer les fils à soi, tandis que le doigt de l'autre main seroit appuyé sur l'artère entre les fils, donneroit une preuve certaine que le fil est bien placé ; et dans le cas contraire on éviteroit une constriction inutile et plus douloureuse que la pression faite par le doigt. Ce procédé m'auroit été de la plus grande utilité dans la première observation. La blessure de l'artère, à la vérité, étoit au-dessus des artères profondes supérieures, et par conséquent trop haute pour espérer de conserver le bras ; mais le malade alors n'étant pas épuisé, il restoit la ressource de l'amputation dans l'article.

La ligature des principales artères placées profondément, présente souvent beaucoup de difficultés. 1°. Pour que la ligature soit suffisamment serrée, il faut que la puissance qui agit soit très-près du nœud ; ce qui ne peut avoir lieu dans ce cas, que par les extrémités des doigts, de-là une force insuffisante ; l'attention, dans ce cas, d'entortiller le fil autour d'une pince, n'est pas plus sûre. 2°. La réaction des parties comprises dans la ligature, et l'action convulsive des muscles (1), agissant du centre à la circonférence sur tout le cercle du fil, tend à l'écarter, et il se trouve lâché lorsque le second nœud vient à l'assujettir. La cire dont le fil est enduit s'opposeroit un peu à cet écartement, mais l'humidité dont il est aussi-tôt couvert rend cet avantage nul. L'utilité du double nœud, ou du nœud du chirurgien, est imaginaire ; celui-ci, à la vérité, présente assez de solidité pour attendre le second, mais ce dernier ne peut être appliqué exactement sur le premier, et la ligature n'est pas serrée plus solidement. La précaution de mettre un doigt sur le premier nœud, sur-tout à cette profondeur, ne la rend pas plus sûre, le fil glissant sous le doigt sans qu'on s'en apperçoive. 3°. La nécessité de tirer les fils transversalement à l'artère, ajoute encore à la difficulté, les lèvres de la plaie ne donnant qu'un espace très-limité ; cet espace seroit plus étendu, si l'on tiroit les fils suivant la longueur du canal artériel ; mais alors le nœud seroit encore plus défectueux, car, par cette direction, le cercle deviendroit plus oblique sur l'artère, et abandonné à lui-même il se trouveroit moins serré.

D'après ces considérations, il n'est pas étonnant qu'on éprouve de la difficulté à arrêter entièrement le sang dans le tube artériel (2), quand, avec lui, on comprend des parties environnantes ; aussi a-t-on vu des cas où il n'a pas été possible de se rendre maître du sang.

---

(1) Chez le malade, sujet de la seconde observation, j'ai remarqué qu'à chaque ligature les muscles entroient en convulsion, et cet état convulsif des muscles a été observé aux pansemens suivans.

(1) Je suppose que l'artère n'est affectée d'aucune autre maladie que de la blessure.

Dans une opération d'anévrisme de l'artère poplitée, un chirurgien très-exercé aux opérations chirurgicales, ne put parvenir à serrer suffisamment l'artère, et l'on fut obligé d'avoir recours à l'amputation.

Plus il y aura de parties comprises dans la ligature, moins la pression circulaire s'exercera sur le tube artériel, et plus il faudra que cette pression soit forte, par conséquent les parties environnant l'artère seront plutôt coupées (1); le fil alors deviendra lâche, et n'agira plus sur le tube artériel; et si ce relâchement arrive avant que celui-ci soit oblitéré, l'hémorragie aura lieu. On sait qu'il n'est point de temps précisément déterminé pour cette oblitération; chez le malade, sujet de la seconde observation, elle n'avoit pas lieu le septième jour. Dans un des hôpitaux de Paris, et dans le même temps, un malade eut l'artère brachiale ouverte; le sang a donné, à différentes reprises, malgré la ligature (*c*).

Le double nœud, que l'on est obligé de faire pour la sûreté de la ligature, a cet inconvénient que, lorsqu'elle se trouve lâchée, il est impossible de délier le fil pour la resserrer. Une ligature d'attente est alors de la plus grande utilité; mais celle-ci employée, doit être suivie d'une autre en cas de récidive. Toutes ces liga-

---

(1) La ligature sera d'autant moins solide que l'on comprendra plus de parties avec l'artère dans l'anse du fil. Cette opinion, fondée sur la raison et sur l'expérience, est bien opposée au conseil donné par plusieurs auteurs, de comprendre avec l'artère quelques parties environnantes pour, disent-ils, matelasser l'artère et en garantir la section. La ligature la plus sûre sera celle où l'artère seule sera comprise; la méthode de Paré, universellement employée dans les amputations des grandes extrémités, en est une preuve.

tures d'attente deviendroient inutiles, si l'artère étoit coupée par le fil en totalité ou en partie ; on sent qu'en pareille circonstance il faudra placer une nouvelle ligature au-dessus de l'ancienne.

Il est donc des cas, mais rares à la vérité, où il est impossible de se rendre absolument maître du sang, et d'autres où il est absolument nécessaire de resserrer la ligature. Ce sera dans de pareilles circonstances qu'il faudra avoir recours aux moyens mécaniques, qui, en augmentant les forces, et les dirigeant de loin vers le lieu où elles sont utiles, suppléeront au défaut des instrumens naturels, toujours préférables quand ils peuvent suffire. Tel est l'instrument dont je me suis servi, et qui, à cet avantage, réunit celui de resserrer facilement la ligature quand elle est lâchée.

Un ruban ou cordonnet de fil, me paroît préférable au fil ciré en plusieurs doubles pour les raisons alléguées, et parce qu'il présente une surface plus large, et que par-là il est moins susceptible de couper promptement. C'étoit l'opinion du célèbre professeur d'Edimbourg (1).

Chez le malade, sujet de la seconde observation, je cédai à l'avis d'un des assistans, qui proposa une petite compresse placée sur l'artère, entre elle et le fil de la ligature. Je rejette cette compresse comme inutile et dangereuse : celle-ci n'enveloppant pas l'artère, et ne la garantissant que dans un point, c'est comme si elle ne la garantissoit point du tout. Cette compresse, loin d'ajouter à la solidité de la ligature, lui est nuisible, en ce que le linge

(1) Essais de médecine de la société d'Edimbourg.

humecté s'affaisse, et le lien devient moins serré. Enfin, cette compresse séjournant long-temps dans la plaie, elle se trouve, dès les premiers jours, imbibée des matières premières, toujours d'une mauvaise qualité, et dont la putridité augmente par le séjour ; son contact continuel avec les parties voisines est préjudiciable : pourroit-on lui attribuer l'inflammation locale et l'escharre gangreneuse survenue à l'angle inférieure de la plaie où elle étoit placée, accident auquel n'a point participé le reste de la plaie, qui a toujours été dans l'état le plus satisfaisant? Quoi qu'il en soit, je pense, avec Saviard, qu'elle doit être proscrite de la ligature des artères (1).

FIGURE PREMIÈRE.

Description du serre-artère.

Cet instrument, en acier ou en argent forgé, est composé d'une plaque A et d'une tige B, placée perpendiculairement sur elle.

La plaque, longue de six à sept lignes, large de près de trois lignes, épaisse d'un tiers de ligne à ses extrémités, et d'une ligne un quart à son milieu, est plate du côté de la tige, et arrondie du côté opposé (2). Elle est percée de trois trous; un quarré dans son milieu, pour recevoir la tige rivée exactement. Les deux autres CC sont ronds, polis et évidés du diamètre d'une ligne et demie; placés à chaque extrémité de la plaque.

La tige a deux pouces de longueur; son

(1) Lieu cité.

(2) La convexité de la plaque doit être plus uniforme, c'est-à dire moins saillante qu'elle paroît dans la figure.

épaisseur

épaisseur est d'une forte ligne; elle est aplatie, et sa largeur augmente depuis la plaque jusqu'à son extrémité, où elle peut avoir environ quatre à six lignes : cette largeur est transversale, par rapport à la largeur de la plaque.

Au tiers supérieur de cette tige, est pratiqué un trou rond, très-poli et évidé D, dont le diamètre est d'une ligne et demie ou deux lignes. Cette plaque est terminée par une fente ou échancrure E, qui s'élargit à mesure qu'elle approche de son extrémité.

T Tube artériel à comprimer.

R Ruban.

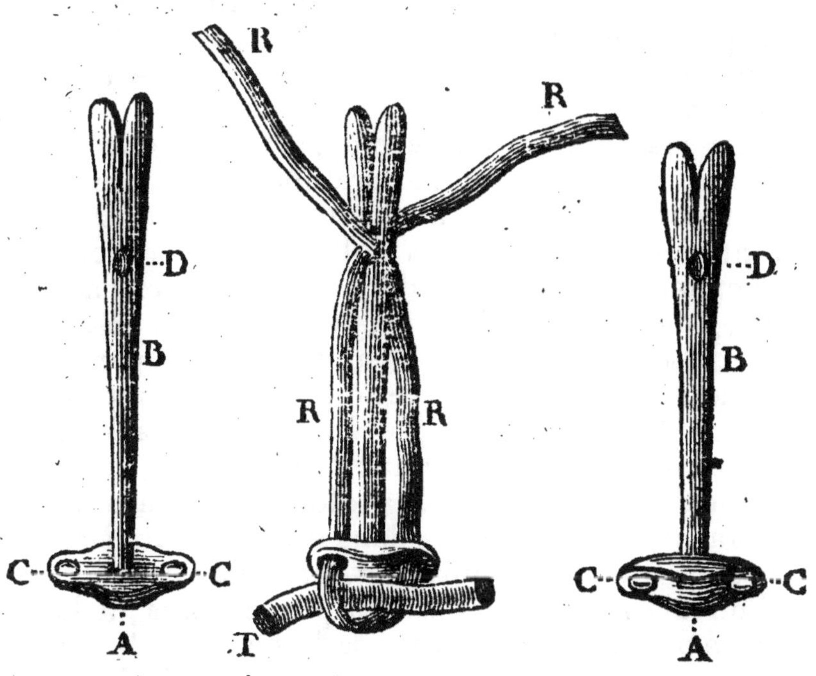

Au lieu d'arrêter le ruban en en passant les extrémités dans l'échancrure pratiquée à la partie supérieure de la tige, on peut les arrêter en plaçant un fausset de bois dans l'ouverture D.

Sur un anévrisme de l'artère poplitée, opéré suivant la méthode de M. Jean Hunter, *chirurgien anglois.*

Le 21 juin dernier, j'ai eu l'honneur de présenter à l'académie de chirurgie, et de soumettre à son examen, le nommé Jean-Baptiste Galimar, cocher de fiacre, âgé de 34 ans, opéré à l'hôpital de la charité, d'un anévrisme de l'artère poplitée par la méthode de M. Jean Hunter.

En présentant à cette société les détails qu'elle a paru desirer sur cette opération, il me suffira, pour ne point abuser de son attention, de lui rappeller seulement quelques faits particuliers qui par degrés ont conduit à la méthode que j'ai employée.

La manière ordinaire d'opérer l'anévrisme, décrite par les auteurs, et pratiquée jusqu'à présent, consiste à ouvrir la tumeur, à en débarrasser l'intérieur du sang, des caillots et concrétions lymphatiques qu'elle contient ; enfin à lier l'artère au-dessus, au-dessous, et le plus près possible de son ouverture, mais sur-tout dans sa partie saine : les dangers de cette opération sont en raison de la nature de l'artère, des parties qui l'avoisinent, et de l'étendue de la tumeur, et les difficultés en raison de la profondeur de l'artère.

Jacques Guillemeau, dans son livre dixième des opérations de chirurgie, dit qu'à l'occasion d'un anévrisme survenu au plis du bras, à la suite d'une saignée, il incisa la peau au-dessus de la tumeur, passa une aiguille enfilée d'une petite ficelle déliée sous l'artère, et lia ce vaisseau par un double nœud ; ceci fait, il ouvrit la tumeur disposée à la pourriture, en nettoya l'intérieur, et appliqua dessus des médicamens : l'opération eut un succès si heureux que le malade ne resta point estropié de son bras (1).

François Thévenin, long-temps après Guillemeau, paroît copier ce dernier, et donne le même procédé ; il décrit d'ailleurs une méthode particulière, qui consiste à lier l'artère au-dessus et au-dessous de la tumeur, et à la couper au milieu (2).

Dans le traité d'Anel, sur la fistule lacrymale, imprimé à Turin en 1713, on lit, page 257, une observation sur un anévrisme au plis du bras, à la suite d'une saignée ; je ne puis me dispenser de rapporter cette observation.

Le père Bernardin du Bolino, mineur observantin, s'apperçut, peu de temps après avoir été saigné du bras, d'une tumeur à l'endroit de la saignée : 15 jours après, la tumeur s'ouvrit et il en résulta une hémorragie qui fut arrêtée par les astringens, aidés de la compression ; la plaie des tégumens se réunit, mais quelque temps après son volume augmenta, et lorsque Anel, alors à Rome, fut consulté, la tumeur étoit parvenue à son dernier degré ; la peau étoit ouverte, et le sac commençoit à être à découvert. Anel se détermina à l'opération, mais ce ne fut pas sans éprouver beaucoup de contradictions ; ce fut le 30 janvier 1710 que Anel pratiqua l'opération de la manière suivante :

Le tourniquet placé, il fit au-dessus de la tumeur, et suivant la direction de l'artère, une incision longitudinale le plus près possible de la tumeur *sans l'intéresser* ; il parvint, avec toute la précaution qu'exigeoit la délicatesse de cette

---

(1) Jacques Guillemeau, édition de 1593, traité quatrième, chapitre 6, page 246.

(2) Français Thévenin, chap. 33, p. 56, édit. Paris, 1658.

opération, jusqu'à l'artère : celle-ci mise à découvert, il la sépara des parties voisines, et principalement du nerf, et la lia au-dessus et le plus près possible de la tumeur. Le tourniquet lâché, le sang parut, probablement fourni par quelques petites collatérales intéressées dans l'opération (1) : une ligature placée au-dessus de la première, l'arrêta entièrement ; il ne fit point de ligature au-dessous de la tumeur. Le dix-huitième jour la première ligature tomba, et l'autre le vingt-huitième, sans aucune perte de sang ; la guérison fut prompte, la tumeur diminua sensiblement, et au point que l'on n'en reconnut plus aucun vestige ; la cicatrice étoit peu étendue.

M. Jean Hunter a publié, dans le journal de médecine de Londres, pour l'année 1786, une de ses observations sur la manière d'opérer l'anévrisme de l'artère poplitée, je vais en donner l'extrait :

A l'occasion d'un anévrisme très-considérable de l'artère poplitée, M. Hunter fit une incision un peu au-dessous du milieu de la cuisse, et il établit dans cette partie une double ligature à l'artère crurale, au moyen d'une sonde percée, mais de manière à comprimer légèrement les parois du vaisseau. Vers le dix-huitième jour, une des ligatures tomba, et la tumeur du jarret étoit beaucoup diminuée ; le dix-septième jour, les parties qui environnoient la tumeur anévrismatique étoient beaucoup plus souples et bien moins engorgées ; cette tumeur elle-même diminua progressivement ; vers le dixième mois elle étoit peu sensible.

On voit, par ce que je viens de rapporter sur ces différentes méthodes d'opérer l'anévrisme,

---

(1) Il est difficile d'attribuer à d'autres causes cette apparition primitive de sang.

qu'Anel, ainsi que Guillemeau, pratiquoient la ligature au-dessus de la tumeur, mais que son opération différoit de l'autre, en ce que Anel ne touchoit point à la tumeur, et que la méthode de M. Hunter diffère de celle d'Anel en ce que ce dernier, ainsi que Guillemeau, lioit l'artère immédiatement au-dessus de la tumeur, tandis que M. Hunter pratique la ligature bien au-dessus; depuis 1786, M. Hunter a adopté cette méthode, qui paroît lui réussir assez constamment.

Il faut observer que pour que le parallèle entre ces différentes méthodes fût exact, il faudroit que Guillemeau et Anel eussent pratiqué l'anévrisme poplitée, ou que M. Hunter eût opéré à sa méthode l'anévrisme brachial au plis du bras.

M. Dessaut est le premier en France qui ait pratiqué l'opération de l'anévrisme poplitée suivant la méthode d'Anel, mais il y a apparence que les circonstances qui accompagnoient la maladie étoient peu favorables au succès de l'opération, puisque la tumeur s'ouvrit, et que le malade, plusieurs mois après, périt des suites de cette maladie, compliquée de carie au tibia.

C'est la seule à ma connoissance qui ait été pratiquée suivant cette méthode, au moins s'il y a eu d'autres exemples de ces opérations, elles ont été faites sans succès.

Quant à la méthode de M. Hunter, la première opération qui ait été pratiquée en France, l'a été à l'hospice des écoles de chirurgie, par M. Chopart, notre confrère, le 28 mars 1792: plusieurs des membres de cette académie y ont assisté; en mon particulier j'ai eu cet avantage. Quelque bien pénétré que l'on soit de la manière de pratiquer une opération, on est bien loin de la parfaite exécution en opérant; il faut avoit vu, je dis plus, il faut avoir fait, pour bien faire : il étoit réservé à M. Choppart de ne laisser rien à désirer dans la marche de son opération, et si le succès dépendoit toujours de la manière d'opérer, le malade devoit guérir ; mais il n'étoit point au pouvoir de l'opérateur d'établir des collatérales propres à transmettre une suffisante quantité de sang aux parties au-dessous de la ligature : celles-ci, privées de cette liqueur vivifiante, cessèrent de vivre : le sphacèle alors se manifesta au pied et a une partie de la jambe ; des circonstances défavorables ont même ôté à l'opérateur la triste et dernière ressource, celle de l'amputation.

Le 4 avril dernier 1792, quelques jours après l'opération faite à l'hospice des écoles de chirurgie, se présenta et fut couché à l'hôpital de la Charité le nommé Jean-Baptiste Galimar, cocher de fiacre, âgé de 34 ans ; cet homme, d'une forte et vigoureuse constitution, s'étoit apperçu, vers la fin de septembre dernier, d'une petite tumeur au jarret gauche, maladie survenue sans aucune cause connue ; la tumeur fit des progrès rapides, et le septième mois, elle étoit parvenue au volume d'un gros œuf d'autruche. La pulsation étoit sensible, même à la vue : d'ailleurs la cuisse, le genou et la jambe étoient dans le meilleur état. Le malade n'éprouvoit qu'une lassitude dans la partie, et une difficulté de fléchir le genou. Je le préparai à l'opération par une diminution dans la quantité des alimens, réduits à trois potages par jour, par l'eau de chiendent pour boisson, et un lavement la veille et la surveille de l'opération, qui fut fixée au samedi suivant, troisième jour de l'entrée du malade à l'hôpital.

La surveille de l'opération faite à l'hospice des écoles de chirurgie, par M. Chopart, j'assistai avec M. Louis, et quelques autres, à des expériences sur le cadavre dans l'amphithéâtre de cet hospice. On essaya sur la fémorale divers procédés, entr'autres le plomb laminé proposé par M. Persy ; après plusieurs tentatives, il paroît que M. Chopart préféra la ligature.

La veille de l'opération que je devois faire à l'hôpital de la Charité, je m'exerçois sur le cadavre en présence de plusieurs assistans : la confiance que M. Louis paroissoit avoir dans la pression de l'artère, enveloppée par la plaque de plomb, me détermina à tenter ce procédé : je m'y pris à diverses reprises ; mais soit que ce moyen par lui-même ne fût pas jugé bon, soit qu'il y eût défaut d'adresse de ma part, il fut universellement rejetté par les assistans, aux avis desquels je me rendis, et je me décidai pour la ligature. Le lendemain 7 avril, dix heures du matin, je procédai à l'opération, en présence de MM. Louis, Chopart, Pelletan, et plusieurs autres de nos confrères.

Le malade, placé sur le bord de son lit, un des assistans se chargea, en cas de besoin, de la compression sur l'artère fémorale à sa sortie du ventre ; une bande roulée et serrée étoit disposée à cette effet. Je pris un bistouri droit, fixé à demeure sur son manche, et fis précisément sur le trajet de l'artère, à la partie moyenne de la cuisse, une incision de la longueur de trois travers de doigt, dans cet endroit où la fémorale est recouverte par environ quatre à cinq lignes de bord interne du muscle couturier. Cette première incision traversa les tégumens, et une seconde mit à nu les fibres du couturier. Deux petites plaques de ferblanc, recourbées, étoient disposées ; un des assistans se chargea d'écarter avec cet instrument le bord interne de la plaie, ce qui me donna la facilité de soulever le bord interne du couturier, assez pour découvrir entièrement le paquet des vaisseaux. Ce bord interne du couturier, soulevé, fut écarté du centre de la plaie par le moyen de l'autre plaque : je plongeai alors la pointe de l'aiguille ci-jointe (1) entre le paquet des vaisseaux et le bord antérieur du muscle grand adducteur, le long duquel, dans cet endroit, sont couchés ces vaisseaux. A mesure que j'enfonçois la pointe de l'aiguille, je la faisois mouvoir de haut et de bas, pour en faciliter la route en écartant le tissu cellulaire. Je la portai à la profondeur de trois à quatre lignes perpendiculairement, et quand je crus être parvenu à la profondeur des vaisseaux, je la dirigeai dessous, de dedans en dehors. et je la fis sortir à la distance de cinq lignes à-peu-près de son entrée, jusque près le bord soulevé du couturier, qui n'y fut point compris. A peine la pointe de l'aiguille parut-elle en dehors, que le sang sortit avec un peu d'impétuosité; le premier mouvement de celui qui étoit chargé de la compression fut de placer sur le champ la pelotte sur l'artère, mais la couleur du sang rassura dans l'instant. Comme mon projet étoit de ne comprendre dans la ligature que le paquet seul des vaisseaux, j'en avois approché assez près pour intéresser la veine : le sang cessa bientôt de donner; la plaie épongée, et l'aiguille avancée assez pour en voir facilement l'ouverture pratiquée près sa pointe, je la tins ferme, je plaçai le doigt indicateur de la main gauche sur l'artère qui se trouva comprimée

(1) Voyez la figure deuxième.

entre l'aiguille et lui. La tumeur alors cessa de battre : plusieurs assistans s'en assurèrent ; on observa même que l'artère, ainsi comprimée, la tumeur diminua sensiblement de volume, et que la compression cessée, celle-ci reprenoit son volume, et que la pulsation se manifestoit de nouveau. Bien convaincu que l'artère étoit bien prise par l'aiguille, j'introduisis un lacet de fil de la largeur de deux lignes dans l'ouverture de l'aiguille, et en retirant cet instrument, je passai le lacet double sous le paquet des vaisseaux : prenant alors les quatre extrémités du cordonnet, je les tirai en haut perpendiculairement à l'artère, et mettant mon doigt dans l'anse qu'ils formoient, je comprimai l'artère et m'assurai de nouveau qu'elle étoit bien comprise dans l'anse de la ligature ; précaution que j'imaginai dans une ligature de l'artère fémorale, à l'occasion d'une plaie de cette artère au même hôpital, près d'un an auparavant (1).

Dans l'opération dont il est question, je choisis à-peu-près la partie moyenne de l'incision pour placer la ligature, afin qu'en cas d'accident je pusse en placer une autre au-dessus. L'artère soulevée par le lacet, dont les extrémités étoient tirées en haut par un des assistans, j'eus la facilité de la dégager en partie du tissu cellulaire, vers ses parties latérales, au-dessous de la ligature, ce que je fis des deux côtés à l'aide du manche du bistouri. Le passage de l'aiguille par ce moyen, fut plus

---

(1) Journal de M. Fourcroy, t. 3. n. 3. pag. 67, et plus haut page 16.

sûr et plus facile ; je la portai environ à six lignes au-dessous de la première ligature, et en retirant l'aiguille, je passai un double lacet sous l'artère ; je m'assurai, par le même moyen, que l'artère étoit bien comprise dans l'anse du lacet. La ligature supérieure fut destinée à servir de ligature d'attente ; j'en supprimai le second lacet, un seul me suffisant. Quant à la ligature inférieure, les deux rubans restèrent, un fut destiné à étrangler l'artère, et l'autre, à être serré par la suite, si la ligature devenoit lâche. Je plaçai sur l'artère un petit morceau d'agaric, sur lequel je liai le fil par un nœud simple ; mais ce ne fut qu'en le serrant prodigieusement que je pus faire cesser toute pulsation dans la tumeur ; un des assistans craignit que cette constriction ne coupât l'artère, un second nœud vint à l'appui du premier. Les rubans appartenant à la ligature d'attente furent placés à part, mais en se proposant de lier ensemble les deux extrémités du ruban, noué pour les reconnoître, on lia une de ces extrémités nouée avec une du ruban libre, ce qui par la suite, comme je le dirai, me donna un peu d'embarras. Deux bandelettes aglutinatives rapprochèrent les lèvres de la plaie ; un plumaceau couvert de beaume d'arcæus, quelques petites compresses, et un bandage à bandelettes nullement serrées, fut l'appareil que j'employai. La face externe de la jambe fut placée horisontalement sur un oreiller de paille d'avoine, le genou médiocrement fléchi ; des compresses, trempées dans l'esprit-de-vin camphré et amoniacé, furent appliquées chaudes sur le genou, la jambe et le pied, et renouvellées de quart d'heure en quart d'heure. Aussi-tôt après l'opération, le malade prit trois cuillerées d'une potion composée de vingt gouttes de laudanum liquide, dans quatre onces d'eau de menthe; il en continua l'usage à la dose d'une cuillerée d'heure en heure, le petit lait clarifié fut la boisson ordinaire.

Le même jour, vers les cinq heures du soir, septième heure de l'opération, le malade étoit tranquille, il souffroit très-peu; toute la partie au-dessous de la ligature paroissoit avoir sa chaleur naturelle; les doigts du pied jouissoient de leur sensibilité ordinaire; le malade éprouvoit très-peu d'engourdissement à la jambe et au pied. A l'examen de la tumeur qui n'étoit point comprise dans le bandage, je crus m'appercevoir d'une pulsation obscure; elle parut plus sensible vers les neuf heures du soir, et le lendemain deuxième jour, elle n'étoit plus équivoque, cependant elle paroissoit beaucoup moins sensible qu'avant l'opération. Je ne regardai point cette circonstance comme désavantageuse. La pulsation étant très-peu sensible, j'espérai qu'il passeroit assez de sang dans l'artère pour subvenir à la nourriture des parties, et que le sang, gêné jusqu'à un certain point par la constriction de l'artère, reflueroit dans les collatérales, et disposeroit leurs diamètres à en recevoir une plus grande quantité. Je pris donc le parti de laisser les choses dans cet état pendant quelques jours.

Le deuxième, troisième et quatrième jour, le malade continua d'être dans l'état le plus satisfaisant, et il n'éprouva pas le moindre accès de fièvre; les douleurs, à l'endroit de l'opération, étoient peu de chose, et ne troubloient point son sommeil. Le quatrième jour au matin, les pulsations dans la tumeur me parurent un peu plus sensibles; je me décidai à me servir de la ligature d'attente inférieure (1). La force avec laquelle j'avois serré l'artère, me donnoit quelqu'inquiétudes : j'hésitai si je serrois simplement le fil d'attente comme le premier, ou si j'emploierois le serre-artère qui, dans deux occasions, m'avoit parfaitement réussi (2). Comme par cet instrument, on aplatit l'artère au lieu que l'on l'étrangle par la ligature ordinaire, je préférai son usage. Au moment de distinguer les fils de la ligature faite avec ceux d'attente, je trouvai une confusion telle que j'eus de la peine à les distinguer. Je m'apperçus bientôt que les extrémités du fil avoient été confondues : je coupai le nœud et reconnus toute l'étendue du fil libre; il me servit à passer un ruban neuf sous l'artère. Les lèvres de la plaie, sous la peau étoient réunies, au point que je fus obligé de les diviser avec mon doigt, pour faire place au serre-artère, et le conduire, garni d'un petit morceau d'agaric, jusque sur l'artère. Celleci fut comprimée au point que toute pulsation cessa dans la tumeur, et n'a pas reparu depuis. Dès ce moment, le malade éprouva des tiraillemens douloureux et profonds dans toute l'étendue de la partie interne de la jambe. Le pied parut plus froid qu'à l'ordinaire, mais l'engourdissement étoit peu de chose ; le pouce ou gros orteil, conservoit, ainsi que les autres doigts, toute sa sensibilité. Le lendemain matin, la chaleur étoit rétablie, mais les tiraillemens conti-

---

(1) Je dis inférieure pour la distinguer de la ligature d'attente supérieure.

(2) Journal de M. Fourcroy, cité, pag. 81, fig. pag. 95, et plus bas fig. 2.

nuoient, et ne se dissipèrent que du troisième au quatrième jour de cette nouvelle ligature. Je m'attendois de jour à autre à la rupture de l'artère. Tout étoit disposé en conséquence; le malade ne quittoit point de sa main la pelotte que je lui recommandai d'appliquer à la partie où elle pouvoit être nécessaire, aussi-tôt qu'il s'appercevroit que l'appareil seroit teint de sang; deux élèves ne quittoient point le malade. L'appareil, les rubans et un second serre-artère étoient préparés et placés sur la tablette du lit.

Le jeudi, neuvième jour de la ligature, à onze heures du matin, je fus prévenu que le malade perdoit du sang. Je m'y attendois, mais la ligature d'attente supérieure m'ôta toute inquiétude. Je me rendis sur le champ à l'hôpital. Le malade avoit perdu très-peu de sang par l'attention qu'il eut de placer sur le champ la pelotte à l'endroit que je lui avois indiqué. L'élève qui le gardoit fut bientôt à lui, et continua la compression. Tout étant disposé d'avance, je n'eus qu'à ôter l'appareil : la partie lavée et essuyée, je pris les deux fils d'attente, les passai dans les ouvertures de la machine, sur la plaque de laquelle je plaçai un petit morceau d'agaric, et je la condusis ainsi garnie jusque sur l'artère. Au premier effort, ce canal fut comprimé suffisamment; la compression cessée à l'aîne, le sang ne paroissant point, j'arrêtai le lacet; le malade fut pansé comme à l'ordinaire, et aucun accident n'est survenu depuis. La jambe et le pied continuèrent de conserver leur chaleur et leur sensibilité ordinaire; on n'y remarqua pas le moindre engorgement, la tumeur étoit déja diminuée sensiblement : le dixième jour de cette ligature, je permis au malade un potage au ris, et par degrés sa nourriture fut augmentée. La plaie marchoit vers la cicatrice, et ne paroissoit attendre que la chute des ligatures, dont la première tomba le 6 mai, dix-septième jour. Les ligatures inférieures, qui ne tenoient à rien, furent ôtées le lendemain matin. Le 17 mai, neuvième jour de la chute des ligatures, le malade sortit de son lit et de l'hôpital, entièrement guéri, le cinquantième jour de l'opération.

Lorsque le convalescent a été présenté à l'académie le 21 juin dernier, la tumeur étoit réduite à un très-petit volume, proportionnellement à celui qu'elle avoit lors de l'opération; il jouissoit d'une bonne santé. L'articulation du genou n'avoit pas cessé d'avoir le mouvement dont elle est susceptible. Vers le milieu d'octobre, à peine la tumeur étoit-elle sensible; ce n'est qu'avec un peu d'attention que l'on put en reconnoître les vestiges. Le malade, après avoir été présenté à l'académie, a repris son métier de cocher, qu'il continue d'exercer tous les jours; il ne lui reste qu'un léger engorgement à la jambe : des collatérales qui portent le sang à cette partie, il y en a une dont les pulsations deviennent de plus en plus sensibles; elle est située au côté latéral gauche de la tumeur.

Voici la seconde opération d'anévrisme poplitée pratiquée en France, suivant la méthode de M. Jean Hunter, et la première qui ait réussi. Dans cette opération, et dans plusieurs autres où j'ai eu occasion de toucher à nu des artères majeures, j'ai observé que, la plupart du temps, leur pulsation étoit très-peu sensible. Cette particularité a fixé mon attention.

L'artère a non-seulement la propriété d'être dilatée à chaque instant, et de se resserrer sur elle-même; mais aussi, portée çà et là, elle jouit d'un mouvement de vibration bien sensible, et que ne peuvent révoquer en doute ceux qui ont touché sur le vivant une artère isolée. D'après la force avec laquelle battent les principales artères, il semble que leurs mouvemens devroient être d'autant plus sensibles que ces grosses artères sont à nu, et c'est ce que je n'ai pas observé dans quelques occasions où j'ai été à portée de les toucher immédiatement ; tandis que dans d'autres occasions, leur pulsation m'a paru sensible. Voici les observations que m'a fournies ma pratique.

Une artère brachiale près l'aisselle, et une fémorale à sa partie moyenne inférieure, furent mises à découvert à l'occasion d'une blessure faite à ces deux artères. Dans ces deux blessures, il se présenta une particularité assez singulière ; il ne sortit pas une seule goutte de sang (1). Par là, j'ai été à portée de connoître leur pulsation. Celle de la brachiale m'a paru sensible au premier abord, tandis qu'il a fallu toute mon attention pour distinguer celle de la fémorale, et je n'y suis parvenu qu'en la comprimant assez fortement. Il en a été de même sur la fémorale dont il est question dans l'opération précédente, et sur celle sur laquelle a opéré M. Chopart ; mais au contraire, dans deux opérations de l'artère poplitée que j'ai eu occasion de faire par ouverture de la tumeur, un doigt placé sur l'ouverture de l'artère, le battement de celle-ci a été sensible aux autres doigts. J'ai fait la même remarque dans une opération par laquelle j'ai lié une tibiale postérieure, et dans plusieurs autres occasions pareilles, dans lesquelles j'ai

(1) Journal de M. Fourcroy, cité, t. 3. n. 3. pag. 72-76, et plus haut page 10, 12, 14 et suivantes.

constamment observé cette pulsation. Dans les amputations des grandes extrémités, le choc du sang imprime aux ligatures un mouvement bien apparent, que j'ai remarqué dans toutes les amputations que j'ai faites. Il paroît que ce n'est que dans les artères où le sang couloit librement, que j'ai trouvé de la difficulté à sentir leur pulsation : il est difficile d'assigner une autre cause de cette foiblesse momentanée de pulsation dans ces artères, que le spasme qui, en suspendant, ou au moins en retardant le cours du sang dans ces canaux, rend peu sensible leur mouvement de diastole et celui de vibration. Des expériences journalières dans les opérations de la chirurgie, viennent à l'appui de cet opinion; on observe que dans quantité d'opérations, des artères coupées ne fournissent point de sang ; mais que six à dix heures plus ou moins après, lorsque le spasme est cessé, il survient une hémorragie à laquelle on ne s'attendoit point, qui oblige de lever l'appareil, et de lier ou comprimer le vaisseau qui la fournit.

Il est aisé de sentir que la même foiblesse, dans les pulsations artérielles, ne doit pas être observée dans les artères ouvertes, dont l'ouverture est comprimée par le doigt, comme cela a eu lieu dans les observations dont j'ai parlé ; car on sait que la force avec laquelle les artères sont dilatées par le sang, augmente à raison de la résistance qu'on lui oppose : il n'est donc point étonnant que l'application du doigt sur l'ouverture de l'artère, en la comprimant, en rende la pulsation plus sensible, en augmentant la pression latérale du fluide par la résistance qu'on lui oppose; il en est de même du mouvement imprimé aux parties liées dans les amputations. Il résulte de là que la force du sang, augmentée dans

dans ces artères par la compression, rend moins sensibles chez elles les effets du spasme qui se fait remarquer dans celles où le sang coule librement. Dans ce cas, c'est-à-dire dans celui de foiblesse de pulsation, il y avoit une observation bien intéressante à faire, et que je n'ai point faite, celle d'examiner le pouls du malade, et de m'assurer si la force des pulsations étoit égale à celle que j'observois dans l'artère sur laquelle j'opérois. Cette observation m'est échappée; c'est une leçon pour moi et pour ceux qui auront occasion de faire les mêmes opérations.

Si l'on considère l'action d'une ligature sur un tube artériel aussi considérable que l'est la fémorale, on verra que l'épaisseur de ses parois permet difficilement de la plisser assez pour en effacer la cavité, et qu'il faut une constriction forte pour y parvenir; que par cette constriction, l'artère se trouve rompue dans toute sa circonférence; que le tissu cellulaire qui l'entoure, résiste seul pour un temps à cette constriction; mais que bientôt, venant à s'user par la pression, l'artère se trouve à nu, et ne peut, étant rompue, résister à l'impétuosité du sang. L'aplatissement de l'artère par une machine quelconque a moins d'inconvéniens; mais pour appliquer les deux parois opposées de l'artère l'une sur l'autre, il faut une assez forte pression de la part du fil qui la comprime sous la machine, aussi est-il nécessaire que ce fil ait une certaine largeur.

Que l'artère soit étranglée, ou qu'elle soit aplatie, il est constant que plus on comprendra de parties dans la ligature, plus celle-ci aura besoin d'être serrée pour effacer la cavité de l'artère (je n'entends parler ici que des grosses artères); et si l'on ne la serre pas assez, le sang continuera de donner, et aucun praticien n'ignore les dangers des hémorragies réitérées, quelques légères qu'elles soient : si au contraire on la serre trop, on courra le risque de couper trop tôt les parties comprises avec l'artère ; de là le relâchement de la ligature, ou l'artère elle-même si elle est seule comprise. Chacun se fait une opinion particulière sur la manière d'effacer la cavité d'une artère ; mais si l'on est de bonne foi, on conviendra que nous n'avons encore à ce sujet aucune connoissance pratique bien déterminée. D'après un assez grand nombre d'occasions que j'ai eues d'opérer sur les grosses artères, je préférerois l'aplatissement de ces artères à leur constriction, et j'aimerois mieux recourir plutôt à l'usage d'une ligature d'attente disposée en cas de besoin, que d'exposer le malade à des hémorragies réitérées ou à un tamponnement meurtrier, toujours à rejetter quand il ne devient pas la seule ressource à employer. On observe que quand la constriction de l'artère est trop forte, c'est ordinairement du huit au douzième jour que sa section détermine une hémorragie, mais que dans ce cas, son diamètre est beaucoup diminué, et que pour peu que la ligature d'attente soit serrée, elle suffit pour arrêter le sang.

Je pense que l'on ne peut tirer aucune induction des expériences faites sur les animaux pour arrêter le sang des artères. L'expérience prouve, quelle qu'en soit la cause, que les moyens qui arrêtent facilement le sang des animaux n'ont pas le même succès sur l'homme.

On voit par l'extrait que j'ai rapporté de l'observation de M. Hunter, qu'il a pratiqué deux ligatures ; quand la première ne seroit que médiocrement serrée, elle retarderoit le cours du sang dans le tube artériel, et il heurteroit avec moins de force sur la seconde ligature qui, sans être serrée outre mesure, comme probablement j'ai été obligé de la faire dans mon opération, le deviendroit alors assez pour arrêter le cours du sang. C'est-là le parti que je prendrois si j'avois une nouvelle occasion de pratiquer cette opération. Je me donnerois bien de garde aussi de faire comme j'ai fait, c'est-à-dire, de placer deux fils dans le même endroit, sur-tout en ne comprenant que le paquet des vaisseaux, attendu que le second fil ne peut agir dans ce cas que sur une artère coupée ou prête à l'être, et qu'il en achève la section. . . . .

Depuis l'opération dont je viens de parler, un militaire, âgé de quarante-cinq ans, a été opéré par M. Boyer, chirurgien aide-major du même hôpital, à l'occasion d'une tumeur anévrismale énorme, survenue à la suite de la blessure de l'artère fémorale à sa partie moyenne, faite il y a neuf ans par la pointe d'un sabre. La tumeur, ouverte dans toute son étendue, et vuidée des caillots et concrétions qu'elle contenoit; l'artère mise à découvert, deux ligatures furent placées au-dessus de l'ouverture, et une troisième au-dessous. Les deux supérieures, placées à cinq ou six lignes l'une de l'autre, furent serrées médiocrement, mais cependant d'une manière ferme, ainsi que celle au-dessous de l'ouverture; il n'est survenu aucune hémorragie. Une troisième ligature d'attente est devenue inutile : la maladie a parcouru ses temps, et le malade est sorti de l'hôpital parfaitement guéri, le 13 juillet dernier, le soixante et quatorzième jour de l'opération.

Le malade qui fait le sujet de l'observation du

célèbre chirurgien anglais, mourut l'année suivante d'une maladie étrangère à celle qui avoit déterminé l'opération. A l'examen des parties, on trouva que le sac anévrismal n'étoit pas plus gros qu'un œuf de poule, mais plus oblong et un peu aplati, et contenoit un *coagulum* de sang qui adhéroit à sa surface interne : cet amas paroissoit composé de lames concentriques d'une couleur et d'une consistance uniformes.

Depuis que j'ai eu connoissance de la méthode d'opérer de M. Hunter, j'avois des incertitudes sur ce que pouvoit devenir une longueur d'artère de six pouces, entre la ligature et la tumeur. Il n'y a pas de doute que l'artère, cessant de contenir le sang, elle doit se rétrécir par degrés, ses parois s'approcher de son axe; et sa cavité s'effacer entièrement, et alors n'être plus que comme une espèce de ligament, ou plutôt un cordon membraneux inutile. On conçoit alors que l'intérieur de la tumeur ne recevant plus de sang, celui qui, au moment de la constriction de l'artère, est dans le centre de la tumeur sous la forme fluide, ou continue sa route, ou plutôt se coagule, s'épaissit; que toute la masse de caillots ou de concrétions lymphatiques contenus, cessant d'être continuellement abreuvée, s'épaissit; que la portion la plus séreuse se dissipant, les parties dont elle est composée se rapprochent, s'unissent plus intimement, et qu'ainsi, par des dégrés plus ou moins lents, la tumeur doit diminuer, et qu'enfin il doit en résulter une petite masse dure, plus ou moins volumineuse. Quand même quelques collatérales se rendroient dans la tumeur, comme Molinelli l'a observé dans une opération d'anévrisme (1), ces collatérales, toujours d'un diamètre infiniment petit, proportionnellement à celui de la fémorale, ne donneroient dans différens points de la circonférence de la tumeur qu'une petite quantité de sang qui, n'ayant pas une route continue et suivie comme celui qui contient la fémorale, ne tarderoit pas à se coaguler, et de proche en proche, jusques dans les collatérales mêmes, et les annulleroit; mais si quelques collatérales se rendent dans cette longueur de six pouces de la fémorale, depuis la ligature de l'artère jusqu'à la tumeur, alors cette portion d'artère doit conserver sa cavité, et jouir de toute la propriété des artères : la tumeur anévrismale, alors recevant du sang comme auparavant, moins à la vérité, dans les premiers momens qui suivront l'opération, mais par la suite en plus grande quantité, par l'élargissement de leur diamètre, il en résulteroit une opération inutile, puisque le sang continueroit, par la même voie, à se rendre dans la tumeur.

Ces réflexions, qui probablement n'ont pas plus échappé aux autres qu'à moi, paroissent justifiées par les observations anatomiques qu'a faites M. Chopart sur le cadavre du sujet qu'il a opéré (2). L'artère fémorale a été trouvée

---

(1) Mémoires de l'académie des sciences de Boulogne.

(2) L'artère, au lieu de la ligature, avoit été rompue, et les extrémités étoient éloignées l'une de l'autre de plus d'un pouce. Chaque extrémité contenoit un coagulum de sang qui adhéroit fortement à la tunique interne de l'artère.

Le sac anévrismatique contenoit, du côté interne, un gros caillot qui y étoit fortement adhérent; on apperçut deux ouvertures dans le sac, une par laquelle le sang entroit, et l'autre par laquelle il sortoit; elles se trouvoient à un demi-pouce de distance l'un de l'autre; l'ouverture

oblitérée au-dessous de la ligature, dans une étendue d'à-peu-près trois travers de doigt, passé laquelle elle reprenoit son calibre ordinaire. Le sang qu'elle recevoit des collatérales couloit dans son intérieur, et suivoit sa route accoutumée. Il y a apparence que cette circulation n'a eu lieu d'une manière sensible que quelque temps après l'opération, et depuis que les parties éloignées ont cessé de jouir de la vie commune, qu'elle auroit probablement entretenue si elle n'eût point discontinué, ou au moins si la quantité de sang qui couloit dans l'artère, au-dessous de la ligature, eût été un peu plus considérable.

Cette observation anatomique, que je ne fais qu'indiquer, est bien intéressante; si elle ne devenoit pas extrêmement rare, elle affoibliroit beaucoup les avantages de la méthode de M. Hunter, qui d'ailleurs en a de réels sur celles de pratiquer l'opération en ouvrant le sac anévrismal, celui de simplifier singulièrement l'opération, d'éviter un délâbrement considérable, les accidens et les suppurations qui en sont les suites; enfin, celui de ne pas s'exposer à comprendre un nerf essentiel dans la ligature.

FIGURE DEUXIÈME.

Cette aiguille est composée d'un manche aplati, d'une tige arrondie et d'une portion de cercle.

Le manche a trois pouces et demi de longueur.

La tige a de longueur quatre pouces et demi;

---

supérieure étoit presque fermée par un gros caillot; l'inférieure étoit très-apparente : le sac anévrismatique étoit placé entre l'artère et les os.

L'articulation étoit enflammée.

son extrémité est courbée à angle droit pour former une portion de cercle qui devient transversale à la tige. Cette portion du cercle s'élargit et s'aplatit à mesure qu'elle approche de son extrémité, qui a la largeur de trois lignes, et se termine par une pointe obtuse : à trois lignes de cette pointe est pratiquée une ouverture transversale qui occupe presque toute la largeur de cette extrémité, et qui est parallèle à la tige. La portion du cercle depuis la tige jusqu'à son ouverture, décrit la moitié d'un cercle régulier dont le rayon est cinq lignes et demi.

ERRATA.

Page 25, *ligne* 6, sous l'artère inférieure ; *lisez* sous l'artère inférieurement.

Aiguille vue dans sa longueur.

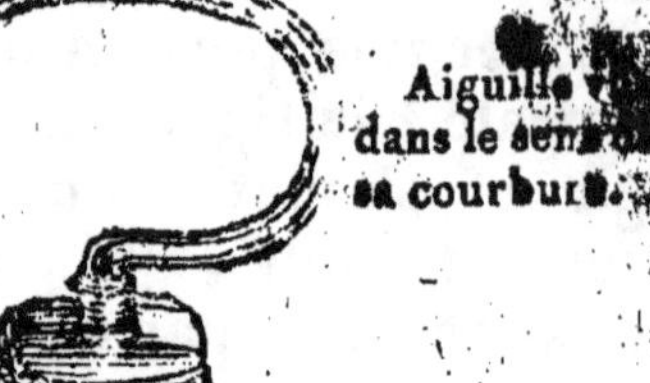

Aiguille vue dans le sens de sa courbure.

www.ingramcontent.com/pod-product-compliance
Lightning Source LLC
LaVergne TN
LVHW050435160826
845677LV00002BA/711

* 9 7 8 2 3 2 9 6 7 3 0 9 7 *